PRÉFECTURE DU DÉPARTEMENT DE LA SEINE

ADMINISTRATION GÉNÉRALE DE L'ASSISTANCE PUBLIQUE A PARIS

INSTRUCTION GÉNÉRALE

SUR LE

SERVICE EXTÉRIEUR

DES ENFANTS ASSISTÉS

PARIS
PAUL DUPONT, IMPRIMEUR DE L'ADMINISTRATION DE L'ASSISTANCE PUBLIQUE
RUE JEAN-JACQUES-ROUSSEAU, 41.

1877

PRÉFECTURE DU DÉPARTEMENT DE LA SEINE

ADMINISTRATION GÉNÉRALE DE L'ASSISTANCE PUBLIQUE A PARIS

INSTRUCTION GÉNÉRALE

SUR LE

SERVICE EXTÉRIEUR

DES ENFANTS ASSISTÉS

PARIS
PAUL DUPONT, IMPRIMEUR DE L'ADMINISTRATION DE L'ASSISTANCE PUBLIQUE
RUE JEAN-JACQUES-ROUSSEAU, 41.

1877.

PRÉFECTURE DU DÉPARTEMENT DE LA SEINE

ADMINISTRATION GÉNÉRALE DE L'ASSISTANCE PUBLIQUE A PARIS

INSTRUCTION GÉNÉRALE

SUR LE

SERVICE EXTÉRIEUR

DES ENFANTS ASSISTÉS

CHAPITRE PREMIER.

Article premier.

Les Enfants Assistés du département de la Seine sont répartis dans une série de circonscriptions extérieures comprenant chacune environ mille élèves de tout âge, placés chez des nourriciers ou patrons.

Circonscriptions.

Article 2.

Des Agents de surveillance et des Médecins sont chargés du choix des nourrices, des placements et de l'application de toutes les mesures prescrites pour assurer le bien-être et la bonne éducation des élèves.

Surveillance.

Un Commis de surveillance est attaché à chaque circonscription, lorsque les besoins du service l'exigent.

Commis.

Article 3.

Des Inspecteurs nommés par le Ministre de l'Intérieur, et placés sous les ordres du Préfet de la Seine, visitent alternativement chaque circonscription et contrôlent toutes les parties du service en se conformant aux instructions spéciales qui règlent l'exercice de leur mandat.

Inspection.

Ils peuvent se faire accompagner, dans leurs tournées, par les Agents de surveillance et réclamer aussi le concours des Médecins.

Dans l'intervalle des tournées périodiques, les Inspecteurs, réunis en commission permanente, étudient et discutent les questions qui intéressent le service général, soumettent au Préfet les rapports et les procès-verbaux résumant leurs investigations et veillent à l'exécution des règlements, tant à l'intérieur qu'à l'extérieur.

CHAPITRE II.

AGENTS DE SURVEILLANCE

Article 4.

Agents de surveillance.
L'Agent de surveillance est le représentant de l'Administration dans la circonscription qui lui est assignée.

Il dirige le service avec le concours des Médecins chargés de choisir les nourrices et de donner des soins aux enfants.

Il a sous ses ordres, pour conduire les nourrices et les enfants, une surveillante présentée par lui, sous sa responsabilité, et agréée par l'Administration, qui peut toujours la révoquer.

Il veille à ce que les Médecins s'acquittent exactement des devoirs qui leur sont imposés.

Il règle, d'accord avec les Médecins de sa circonscription, les voyages des surveillantes.

Il doit visiter, au moins une fois par trimestre, les enfants placés sous sa surveillance, pourvoir à tous leurs besoins, assurer l'exécution des engagements pris par les nourriciers et de toutes les dispositions qui concernent le service.

Il adresse tous les trois mois à l'Administration les décomptes des sommes dues pour l'entretien des enfants placés dans sa circonscription, avec les pièces à l'appui.

CHAPITRE III.

MÉDECINS.

Article 5.

Les Médecins, chargés de donner des soins aux Enfants Assistés, sont nommés et révoqués par le Préfet de la Seine, sur la proposition du Directeur de l'Administration générale de l'Assistance publique. En cas de négligence dans l'exercice de leurs fonctions, ils peuvent être suspendus par le Directeur de l'Aministration.

Médecins.

Article 6.

Chargés du recrutement des nourrices, ils en adressent, chaque mois, et plus souvent s'il y a lieu, un nombre déterminé à l'Agent de surveillance, qui les envoie à Paris, à la disposition de l'Administration.

Recrutement des nourrices.

Article 7.

Ils doivent, à l'arrivée des élèves dans leur circonscription, constater et mentionner sur les livrets l'état dans lequel se trouvaient ces enfants. Ils doivent encore visiter les enfants à lait, nouvellement arrivés de Paris, une seconde fois, dans le courant du premier mois, afin de constater si aucune maladie inquiétante n'est survenue.

Visite des enfants à leur arrivée

Article 8.

Les Médecins doivent en outre visiter une fois par mois les enfants de un jour à un an, une fois par trimestre les enfants de un an à douze ans, et, autant qu'il est nécessaire, lorsqu'ils sont malades ou qu'il leur est survenu quelque accident; dans ce cas, ils doivent adresser à l'Agent de surveillance un rapport sur les causes de l'accident (défaut de soins, imprudence, mauvais traitements, etc., etc.);

Visites trimestrielles et extraordinaires.

Fournir aux enfants malades tous les médicaments dont ils ont besoin, et adresser tous les trois mois le compte détaillé de ces médicaments à l'Agent de surveillance, qui leur en remboursera le prix après vérification, d'après le tarif adopté par l'Administration.

Médicaments à fournir aux enfants malades.

États trimestriels à fournir à l'Agent de surveillance.

Produire, également chaque trimestre, des états nominatifs de tous les enfants à la pension et hors pension, auxquels ils auront été appelés à donner des soins ;

Vaccinations.

Vacciner, s'il est possible, les enfants nouveau-nés dans les trois premiers mois de leur envoi en nourrice, mais trois semaines, au plus tôt, après leur naissance ;

Épidémies.

Se transporter dans les communes où se manifestent des épidémies, pour soigner les enfants qui peuvent en être atteints, prescrire les mesures préservatrices qui sont jugées nécessaires, et déplacer d'urgence les enfants en cas de danger imminent.

Bandages.

Transmettre à l'agent de surveillance les demandes d'appareils pour les enfants qui en auraient besoin ;

Renvoi à l'Hospice des élèves atteints de certaines maladies.

Proposer le renvoi à l'Hospice des enfants qui auraient des maladies dont le traitement serait impossible à la campagne ou dans les Hôpitaux des villes voisines, et pour lesquelles il existe à Paris des moyens curatifs particuliers ;

Certificats d'infirmités.

Constater les infirmités qui peuvent donner lieu soit à des suppléments de pension pour les enfants au-dessus de douze ans, soit à l'allocation d'une pension extraordinaire ou d'un secours pour les enfants de douze à vingt et un ans.

Les demandes dont il s'agit ne doivent être faites qu'avec la plus grande circonspection. Il ne suffit pas, en effet, qu'un élève soit infirme, pour avoir droit à un secours ou à une pension, car souvent une infirmité n'empêche pas d'exercer utilement un état sédentaire ; il faut que son infirmité l'empêche de se livrer à aucune espèce de travail, s'il est arrivé à l'âge ou les nourriciers peuvent utiliser les services de leurs élèves, c'est-à-dire à douze ans ; si l'élève est moins âgé, ses infirmités ne donnent lieu à l'allocation d'une pension supplémentaire que dans le cas où l'état de sa santé impose à son nourricier des secours ou des soins exceptionnels.

Article 9.

Changements de nourrice à effectuer d'urgence.

Les Médecins doivent également, lorsqu'il y a lieu, effectuer d'urgence tout changement de nourrice pour défaut de soins, perte de lait, etc., etc.; et en informer immédiatement l'Agent de surveillance ;

Inscriptions à faire aux livrets.

Faire sur le livret de chaque enfant toutes les mentions prescrites ;

Feuilles de placement.

Tenir au courant et classer méthodiquement les feuilles d'avis, indiquant le placement de chaque enfant, et les renvoyer immédiatement à l'Agent de surveillance, en cas d'évasion, de départ ou de décès ;

Dresser, tous les trois mois, le mouvement des enfants et le remettre à l'Agent de surveillance ; *Mouvement des enfants.*

Accompagner, en cas de demande spéciale, les Inspecteurs et l'Agent de surveillance dans leurs tournées, et leur donner tous les renseignements qui intéressent le service ; *Visites des Inspecteurs et de l'Agent de surveillance.*

Recueillir, pour les remettre à l'Agent de surveillance, les effets des enfants décédés. *Conservation des effets des enfants décédés.*

Ils doivent enfin donner aux élèves hors pension et aux nourrices les soins dont ils peuvent avoir besoin. *Soins à donner aux élèves hors pension et nourrices.*

Article 10.

Les allocations dues aux Médecins sont fixées comme suit : *Allocations.*
1° Pour visites mensuelles aux enfants de un jour à un an . . 1 fr. » c.
2° Pour contre-visite des enfants de un jour à trois ans. . . . » 50
3° Pour visites trimestrielles aux enfants de un an à douze ans . 1 50
4° Pour visites aux élèves hors pension et aux nourrices . . . 1 »

Le prix des médicaments fournis aux élèves hors pension et aux nourrices sera remboursé aux Médecins, d'après le tarif adopté par l'Administration.

CHAPITRE IV.

NOURRICES.

Article 11.

Les nourrices sont choisies par les Médecins : chaque nourrice doit être munie d'un certificat délivré par les autorités de sa commune, constatant qu'elle est mariée, qu'elle est de bonnes vie et mœurs, et qu'elle peut élever convenablement l'enfant qui lui sera confié. *Choix des nourrices.*

Article 12.

Le certificat doit constater que le mari est, ainsi que sa femme, de bonnes mœurs, et qu'il consent à ce qu'elle reçoive pour nourrisson un enfant assisté. *Certificat.*

Article 13.

Age des nourrices et conditions qu'elles doivent remplir.

Les nourrices ne doivent pas être âgées de moins de vingt ans, ni de plus de quarante ans; leur lait ne doit pas avoir moins de sept mois et plus de dix-huit; il leur est interdit d'allaiter un autre enfant en même temps que celui qui leur est confié par l'Administration.

Aucune nourrice ne peut venir chercher un enfant à l'Hospice, si son dernier enfant n'a pas atteint sept mois révolus, et s'il n'est pas sevré.

Article 14.

Visite et contre-visite.

Avant leur départ pour Paris, les nourrices sont soumises à la visite du Médecin chargé de soigner les enfants assistés placés dans leur commune; elles passent ensuite à la contre-visite d'un Médecin désigné à cet effet dans chaque circonscription; elles ne sont admises à faire partie du convoi que lorsque le Médecin contre-visiteur a constaté qu'elles sont pourvues d'un lait sain et abondant, et qu'elles ne sont affectées d'aucune maladie contagieuse, ni d'aucune infirmité.

Après l'accomplissement de ces formalités, elles se rendent à Paris sous la conduite d'une surveillante.

Article 15.

Arrivée à l'Hospice.

A leur arrivée à Paris, les nourrices sont soumises à la visite du Médecin de l'Hospice, qui constate la qualité de leur lait et l'état de leur santé. Ce n'est que lorsqu'il a été reconnu qu'elles réunissent toutes les conditions exigées par les règlements qu'il leur est confié un nourrisson.

Article 16.

Durée du séjour.

Les nourrices envoyées à Paris n'y sont retenues que le temps strictement nécessaire, soit en général trois jours au plus.

Article 17.

Livrets des enfants.

Il est établi pour chaque enfant un livret indiquant son sexe, ses nom et prénoms, la date de sa naissance, celle de sa réception à l'Hospice, ainsi que le numéro sous lequel il a été enregistré. Ce livret contient, en outre, les obligations réciproques de l'Administration et des nourriciers, ainsi qu'une notice sommaire des soins à donner aux enfants.

Article 18.

A leur arrivée dans leur circonscription, les nourrices sont conduites à l'Agent de surveillance, qui doit, avec le concours du Médecin chargé de la contre-visite, examiner l'état dans lequel se trouvent les enfants, et s'assurer que chacun d'eux est porteur du collier réglementaire.

Arrivée des nourrices dans leur circonscription.

Article 19.

Après avoir remis à chaque nourrice le livret correspondant au numéro de l'enfant qui lui est confié, l'Agent de surveillance inscrit les élèves sur les contrôles qu'il est chargé de tenir; il dresse ensuite, pour chacun des élèves, un bulletin individuel et le transmet au Médecin, qui doit y mentionner les visites qu'il fait, les maladies survenues à l'élève, les changements de nourrice, et généralement tous les faits qui présentent quelque intérêt; ce bulletin devra être visé par le maire de la commune où réside la nourrice.

Inscription sur les contrôles. Avis à donner au Médecin et au Maire.

Article 20.

Il sera fait une retenue d'un mois de pension à toute nourrice qui ne couchera pas seul dans un berceau l'enfant allaité qui lui est confié;

Qui aura sevré l'enfant sans en avoir obtenu l'autorisation écrite du Médecin de la circonscription;

Qui n'aura pas informé le Médecin de son état de grossesse ou de maladie grave;

Qui aura laissé mourir un enfant malade sans que le Médecin ait été appelé;

Qui aura, sous un prétexte quelconque, remis à qui que ce soit la garde d'un enfant sans en avoir reçu l'autorisation de l'Agent de surveillance ou du Médecin.

Les nourrices ne peuvent, sans autorisation spéciale, se charger d'autres enfants que ceux qu'elles ont reçus de l'Administration.

Il ne devra, dans aucun cas, être placé plus de trois enfants assistés dans le même ménage.

Retenue d'un mois de pension.

Prescriptions relatives aux colliers.

Article 21.

Le collier ne peut être détaché du cou de l'élève que lorsque celui-ci a atteint l'âge de six ans accomplis. En le détachant, l'Agent de surveillance doit, pour

Rupture du collier.

remplacer ce signe de reconnaissance, dresser sur le livret un procès-verbal constatant la rupture du collier et donnant le signalement de l'élève.

Ce procès-verbal doit être visé par le Maire.

Article 22.

Retrait exceptionnel du collier. — Dans le cas où une maladie ou toute autre cause nécessiterait le retrait du collier avant l'âge de six ans, l'Agent de surveillance devra veiller à ce que le retrait et les circonstances qui l'auraient motivé soient constatés par un procès-verbal signé par lui, par le Médecin chargé de surveiller l'enfant, et par le Maire.

Article 23.

Rupture du collier après décès. — En cas de décès d'un enfant, avant l'âge de six ans, le collier ne doit être coupé qu'après la constatation du décès.

Article 24.

Responsabilité en cas de rupture irrégulière du collier. — Lorsqu'un collier a été enlevé sans l'accomplissement des formalités qui viennent d'être indiquées, le nourricier cesse d'avoir droit au payement de son salaire, sans préjudice des poursuites qui pourraient être dirigées contre lui pour suppression d'état.

Les payements que l'agent de surveillance ordonnancerait, contrairement à cette disposition, demeureraient à sa charge.

Article 25.

Renvoi des colliers à l'Hospice. — Tous les colliers doivent être renvoyés à l'Hospice.

Les nourriciers sont responsables envers l'Agent de surveillance, et celui-ci envers l'Administration, de la valeur, d'après le tarif porté au livret, des colliers qui n'auraient pas été renvoyés.

CHAPITRE V.

PENSIONS ET RÉCOMPENSES.

Article 26.

Le tarif des mois de nourrice et des pensions des Enfants Assistés de la Seine est ainsi fixé :   *Pensions*

Pour les enfants de 1 jour à 1 an — 18 fr. par mois.
— de 1 an à 2 ans — 15 —
— de 2 ans à 3 ans — 12 —
— de 3 ans à 4 ans — 10 —
— de 4 ans à 6 ans — 8 —
— de 6 ans à 9 ans — 7 —
— de 9 ans à 12 ans — 6 —

Article 27.

Toute nourrice qui soignera très-bien un enfant allaité recevra, pendant les neuf premiers mois, une gratification de 6 francs par trimestre.   *Gratifications.*

Les nourriciers qui ont reçu un enfant, dans le courant de sa première année, et l'ont conservé jusqu'à 12 ans, en le préservant de tout accident et en l'envoyant régulièrement aux écoles et aux instructions religieuses, reçoivent, à titre de récompense, une somme de 50 francs.

Les nourriciers qui envoient régulièrement un enfant aux écoles et au catéchisme reçoivent également une indemnité qui varie suivant le temps pendant lequel l'enfant a fréquenté la classe ou suivi les instructions religieuses. (Voir ci-après, article 40.)

VÊTURES.

Article 28.

Le nombre et la composition des vêtures sont établis chaque année, après le vote du budget par le Conseil général et notifiés aux Agents de surveillance.   *Vêtures.*

Article 29.

<small>Vêture réglementaire.</small>   Les enfants qui partent de l'Hospice reçoivent, selon leur âge, une layette ou une vêture réglementaire.

Les vêtures ne contenant ni chaussures, ni bas, ni casquettes, il est payé aux nourriciers une indemnité représentative de la valeur de ces fournitures, ainsi fixée :

<small>Chaussures.</small>

Chaussures. — Pour les enfants de 7 mois, 2, 3, 4, 5 et 6 ans ... 2 francs.
— de 6, 7 et 8 ans.............. 4 francs.
— de 9, 10 et 11 ans........... 5 francs.

<small>Bas.</small>   *Bas.* — A partir de la troisième année, 3 francs par an.

<small>Casquettes.</small>

Casquettes. — De 6 à 8 ans....................... 1 fr. »
— De 8 à 10 ans....................... 1 50
— De 10 à 12 ans....................... 2 »

Ces indemnités sont payées à l'expiration du trimestre pendant lequel l'élève a reçu une vêture.

<small>Délivrance des vêtures.</small>   Les vêtures doivent être envoyées gratuitement aux nourriciers, à domicile, dans le cours du trimestre même pendant lequel les enfants y ont droit.

Article 30.

<small>Envoi des vêtures.</small>   Il est alloué aux Agents de surveillance, pour les frais de garde et de transport des vêtures à leur charge, une somme annuelle de 290 francs payable par quart à chaque trimestre.

Article 31.

<small>Enfants pourvus de vêtures à leur départ de l'hospice.</small>   Lorsqu'un élève, touchant à une des périodes de l'âge qui lui donne droit à une vêture, en a été pourvu, au moment de son envoi dans une circonscription, il en est fait mention au livret et à la feuille de départ, et l'Agent de surveillance, averti par cette mention, ne doit pas délivrer de nouvelle vêture, sous peine d'en rembourser la valeur à l'Administration.

Article 32.

La nourrice qui, lors du rappel ou du décès d'un enfant, ne rendrait pas tous les effets appartenant à l'Hospice, devra subir, sur les sommes qui pourraient lui être dues, une retenue du montant de la valeur de ces effets, conformément à l'estimation indiquée au livret. (Voir ci-après, article 77.)

<small>Retenues pour effets non rendus.</small>

Article 33.

Cependant la nourrice ne sera obligée à aucune restitution, s'il s'agit d'une layette délivrée depuis plus de six mois, ou d'une vêture délivrée depuis plus de neuf mois.

<small>Effets qui ne donnent pas lieu à restitution.</small>

Article 34.

Quant à la couverture, elle devra toujours être rapportée si l'enfant n'avait pas sept ans accomplis, à l'époque du rappel à l'Hospice ou du décès.

<small>Couverture.</small>

Article 35.

En cas de changement de nourrice, tous les effets de la layette ou de vêture qui appartiennent à un élève doivent le suivre, quel que soit le temps écoulé depuis la délivrance.

<small>Effets des enfants changés de nourrice.</small>

Article 36.

Les effets rendus sont renvoyés à l'Hospice par l'Agent de surveillance, tous les trimestres, accompagnés d'un état en double expédition, indiquant les noms des élèves.

<small>Renvoi des effets à l'Hospice.</small>

Article 37.

L'Agent de surveillance est responsable, envers l'Administration, des effets qu'il aurait négligé de renvoyer à l'Hospice, et lorsqu'il se trouve dans l'impossibilité d'obtenir la remise de ces effets ou de faire subir aux nourriciers, auxquels il ne serait rien dû, une retenue pour le montant de leur valeur, il doit, afin de mettre à couvert sa responsabilité, faire constater cette impossibilité par un certificat du Maire.

<small>Effets non rendus.</small>

CHAPITRE VI.

PLACEMENT DES ÉLÈVES.

Article 38.

Placements.

L'Agent de surveillance doit apporter dans le placement des enfants sevrés, retirés, pour un motif quelconque, à leurs premiers nourriciers ou envoyés par l'Hospice, le même soin que dans le choix des nourrices pour les enfants à lait.

Il s'attachera à les placer dans des familles honnêtes, laborieuses, pouvant donner à ces enfants une éducation morale et professionnelle, et, en même temps, leur procurer le bien-être matériel que l'Administration tient à leur assurer.

Article 39.

Envoi des élèves aux écoles et aux instructions religieuses.

Les enfants doivent fréquenter les écoles communales depuis l'âge de six ans jusqu'à l'âge de quatorze ans; ils doivent être envoyés aux offices les dimanches, et, en outre, assister aux instructions religieuses de la paroisse, à partir de l'ouverture du catéchisme de l'année où ils atteignent dix ans, jusqu'à ce qu'ils aient fait leur première communion.

Article 40.

Récompenses.

Pour encourager les nourriciers à envoyer assidûment les élèves aux écoles et aux instructions religieuses, il est accordé à ceux qui s'acquittent exactement de cette obligation, une récompense pécunière proportionnée au temps pendant lequel les élèves ont assisté aux classes et au catéchisme.

La quotité de la récompense est déterminée comme il suit, pour les enfants de 6 à 8 ans :

de 150 à 199 jours de présence, les dimanches et jours de congé compris. 4 fr.
de 200 à 299 jours. 8
de 300 à 360 jours. 12

Pour les enfants de 8 à 14 ans, l'indemnité est du double des sommes ci-dessus, pour le même nombre de jours.

Article 41.

Si les enfants n'ont pas fréquenté l'école, au moins 150 jours, il sera retenu aux nourriciers un mois de la pension.

Retenue au cas où l'élève n'est pas envoyé à l'école.

Cependant, quand le décès de l'élève ou son rappel aura seul interrompu la fréquentation des classes, il sera accordé au nourricier une somme de cinquante centimes par mois, à condition que l'élève aura été à l'école au moins vingt jours par mois.

Article 42.

Il sera payé à titre d'abonnement aux instituteurs et institutrices, outre la rétribution scolaire prévue par la loi, une indemnité, pour fournitures classiques, qui sera réglée d'un commun accord entre le Préfet de la Seine et ses collègues des départements.

Fournitures classiques.

Article 43.

Dans le cas où il serait réclamé une indemnité supérieure au tarif local, applicable aux enfants indigents du département, le Directeur de l'Assistance publique pourra être autorisé à charger les nourriciers des fournitures moyennant l'allocation, qui leur sera faite, d'une somme mensuelle de 0 fr. 60 c., 1 fr. et 1 fr. 50 c., selon que l'élève aura 6 ans, 8 ans ou 12 ans.

Fournitures directes.

Article 44.

La présence des élèves aux écoles est constatée, par les Instituteurs et Institutrices, sur un registre qui leur est fourni à cet effet, et qui sert de base à l'ordonnancement de la récompense et de l'indemnité : la présence aux instructions religieuses est constatée, par le Curé, sur un bulletin imprimé envoyé également par l'Agent de surveillance.

Feuilles de présence.

Article 45.

Tous les trois mois, l'Agent de surveillance adresse à MM. les Curés un état des enfants envoyés dans chaque commune ou paroisse, avec l'indication des noms des nourriciers chez lesquels ils sont placés.

Envoi à MM. les Curés d'états indiquant les enfants placés dans leur paroisse.

Cette communication a pour but de mettre MM. les Curés, dont le concours bienveillant est acquis à l'Administration, à même d'exercer sur les enfants une surveillance utile, et de faciliter à l'Agent de surveillance et aux Médecins l'accomplissement des devoirs qu'ils ont à remplir.

Engagements ou Contrats d'apprentissage.

Article 46.

Engagements ou contrats d'apprentissage.
Indemnité de 50 francs.

Les personnes chez lesquelles sont placés des enfants ayant atteint leur douzième année ou qui, les ayant élevés jusqu'à cet âge, les conservent, se chargeant de leur faire apprendre un métier ou de les appliquer à l'agriculture, reçoivent à leur choix une douzième vêture ou une somme de cinquante francs, qui doit être placée à la Caisse d'épargne au profit de l'élève.

Le payement de cette indemnité ou la délivrance de la vêture doivent être précédées d'un acte passé entre l'Agent de surveillance agissant au nom de l'Administration, et les personnes qui se chargent de l'élève.

L'acte est passé en présence de deux témoins devant le Maire de la commune de l'engagiste, et en triple expédition, dont une est envoyée à l'Administration.

Article 47.

Stipulations à faire dans les actes de placement en faveur des élèves.

L'Agent de surveillance doit stipuler, dans ces actes, soit le payement d'une somme d'argent, soit la fourniture d'un trousseau ou d'objets mobiliers au profit de l'élève, à l'expiration de l'engagement. La somme stipulée pourra être payable par annuités.

Article 48.

Durée des engagements.

Il est expressément recommandé d'éviter de faire des engagements de trop longue durée, surtout quand il s'agit d'élèves encore jeunes. Ainsi un enfant de douze à treize ans ne doit, autant que possible, être placé que pour trois ou quatre ans, c'est-à-dire jusqu'à seize ans environ. Une des clauses du traité devra interdire au patron de sous-louer l'enfant qui lui est confié.

Article 49.

Engagements successifs.

A l'expiration de ce premier engagement, on pourra en faire contracter un nouveau de plus longue durée. Les avantages à stipuler en faveur de l'élève doivent, d'ailleurs, être proportionnés à son âge et aux services qu'il peut rendre. Le payement de l'indemnité qui sera consentie à son profit, aura lieu à partir du deuxième engagement, non plus en une seule fois, à l'expiration du contrat, mais à des époques diverses, fixes. Une partie sera affectée aux besoins personnels de l'élève, le surplus sera placé à son profit à la Caisse d'épargne.

Article 50.

La non-exécution d'une ou de plusieurs des clauses d'un contrat d'apprentissage pouvant en entraîner la résiliation, l'Agent de surveillance, chargé d'en surveiller l'exécution, doit signaler à l'Administration les nourriciers ou patrons qui manqueraient à leurs engagements.

Annulation des engagements.

Article 51.

Les sommes abandonnées, soit au moment de la rédaction du contrat, soit pendant le cours de l'apprentissage, au profit des élèves, seront versées entre les mains de l'Agent de surveillance, qui en effectuera, dans le plus bref délai, le dépôt à la Caisse d'épargne au nom de ces élèves.

Il placera également à la Caisse d'épargne les sommes économisées sur le salaire des élèves.

Placements à la Caisse d'épargne des sommes abandonnées au profit des élèves ou économisées sur leur salaire.

Article 52.

Les livrets de Caisse d'épargne sont conservés par l'Agent de surveillance, tant que les enfants restent dans sa circonscription, et il les leur remet, à l'époque de leur majorité, en s'en faisant délivrer un reçu.

Conservation et remise des livrets.

Article 53.

L'Agent de surveillance doit adresser à l'Administration, à l'expiration de chaque semestre, un état indiquant le nombre et le montant des livrets de Caisse d'épargne pris au nom d'élèves placés dans sa circonscription, ainsi que les sommes appartenant à des élèves, et qu'il peut avoir provisoirement entre ses mains.

États semestriels des livrets de Caisse d'épargne.

ÉLÈVES INFIRMES.

Article 54.

Quand des nourriciers se sont chargés d'enfants atteints d'infirmités graves qui nécessitent des soins particuliers, il leur est alloué, par l'Administration, soit un supplément de pension, si les enfants ont moins de douze ans, soit une pension extraordinaire, s'ils ont dépassé cet âge, soit enfin, une pension représentative, lorsque les élèves sont majeurs.

Suppléments de pension et pensions extraordinaires ou représentatives.

Article 55.

Propositions pour allocations de suppléments de pension, ou de pensions extraordinaires ou représentatives.

La quotité de ces allocations est déterminée par l'Administration, sur la proposition de l'Agent de surveillance, appuyée d'un certificat du Médecin dans la circonscription duquel se trouve l'élève.

Les certificats d'infirmités doivent être d'une exactitude rigoureuse, et l'Agent de surveillance est tenu de vérifier, par lui-même, l'état des élèves pour lesquels il est demandé des allocations extraordinaires.

ÉLÈVES VICIEUX.

Article 56.

Renvoi à l'hospice des enfants vicieux.

Les enfants qui manifestent des inclinations vicieuses et qu'il paraît indispensable, pour ce motif, de soumettre à une surveillance particulière, sont conduits directement dans un établissement spécial. A leur sortie de cet établissement ils seront ramenés, autant que possible, dans la circonscription ou ils étaient placés antérieurement.

Toutefois, avant de réclamer le renvoi d'un élève vicieux, l'Agent de surveillance doit user de tous les moyens à sa disposition pour l'amener à s'amender.

Article 57.

Poursuites judiciaires.

Lorsqu'un élève est l'objet de poursuites judiciaires, l'Agent de surveillance doit faire toutes les démarches nécessaires afin de lui éviter, s'il est possible, les suites toujours fâcheuses d'une condamnation.

CHAPITRE VII.

ORDONNANCEMENT DES DÉPENSES.

Article 58.

Payement des dépenses par les Percepteurs.

Toutes les dépenses relatives au service des Enfants Assistés, placés dans les différentes circonscriptions, sauf les frais des envois de nourrices, les frais de voyage, les secours urgents à des élèves ou à des nourrices, les appointements fixes des Agents et Commis de surveillance et les dépenses présentant un caractère d'urgence, sont ordonnancées par le Directeur de l'Administration, délégué à cet effet par le Préfet de la Seine, et acquittées par les Percepteurs des communes mêmes où résident les nourriciers.

Article 59.

Dans la première quinzaine du mois qui suit l'expiration d'un trimestre, c'est-à-dire en janvier, avril, juillet et octobre, l'Agent de surveillance dresse les décomptes et les fait parvenir à l'Administration du 15 au 20 au plus tard.

<small>*Envoi des décomptes.*</small>

Article 60.

A la fin de la première quinzaine du deuxième mois qui suit le trimestre écoulé, il doit s'assurer si les payements ont été en totalité ou en partie effectués par les Percepteurs.

<small>*Payements en retard.*</small>

En cas de retard, il doit faire toutes les diligences qu'il croit utiles, tant auprès des Percepteurs que des Receveurs, afin que les payements soient effectués immédiatement, et signaler ces retards à l'Administration.

Article 61.

Les payements sont faits directement par les Percepteurs, qui ne doivent acquitter les sommes ordonnancées, au profit des nourriciers, que sur la représentation du livret de chaque enfant. Ces comptables certifient, par l'apposition de leur signature dans la colonne à ce destinée sur le livret, la date du payement, le détail et le montant des sommes acquittées par eux.

<small>*Payements des mois de nourrice et des pensions.*</small>

Article 62.

Lorsqu'il y a eu décès, évasion, rappel ou changement de nourrice d'un élève, enfin, dans tous les cas où le livret ne peut plus être entre les mains des nourriciers, l'Agent de surveillance délivre un certificat sur lequel le Percepteur inscrit les sommes payées, comme il l'eût fait sur le livret. Ce certificat doit être joint à l'état d'ordonnancement.

<small>*Certificats pour absence de livrets.*</small>

Il est important que l'Agent de surveillance, dans ses tournées, s'assure que les livrets ont été émargés par les Percepteurs, et que, par conséquent, les nourriciers ont été régulièrement payés. Il doit signaler à l'Administration les négligences qu'il remarquerait dans cette partie du service.

<small>*Emargement des livrets.*</small>

Article 63.

Quittances nécessaires.

Les Percepteurs n'ont donc pas à justifier des quittances des nourriciers, puisque leur signature sur les livrets ou sur les certificats dont on vient de parler en tient lieu ; mais, lorsqu'il s'agit de sommes à payer aux Curés, aux Maires, aux Médecins ou aux Instituteurs, les quittances doivent être signées par les parties prenantes sur les états d'ordonnancement.

Article 64.

Les sommes ordonnancées sont insaisissables.

Le Percepteur ne peut exercer aucune retenue, même pour cause de contributions, sur les sommes ordonnancées.

Article 65.

Les sommes ordonnancées doivent être payées aux nourriciers eux-mêmes.

Il ne peut pas non plus, sous peine de nullité de payement, acquitter les sommes ordonnancées au nom des nourriciers entre les mains des personnes qui se trouveraient indûment détentrices de livrets, à moins d'une autorisation spéciale délivrée par l'Agent de surveillance.

Cette autorisation ne doit être accordée que lorsqu'il s'agit de faire payer à un fournisseur des aliments de première nécessité, qui ont profité aux élèves de l'Administration.

CHAPITRE VIII.

INSTRUCTIONS SUR DIVERS POINTS DU SERVICE.

Renvoi des élèves à Paris.

Article 66.

Rappel des élèves à l'Hospice.

Aucun élève ne peut être renvoyé à l'Hospice que sur un ordre de l'Administration, ou sur l'autorisation qu'elle accorde, à cet effet, à l'Agent de surveillance lorsqu'il en a fait la demande. Cette demande doit toujours être motivée, et faite quinze jours au moins avant le départ du prochain convoi de nourrices.

Article 67.

Lorsqu'un élève est rappelé, l'Agent de surveillance doit le faire partir par le premier convoi qu'il envoie à l'Hospice, après avoir reçu l'ordre de retour. Si cet ordre n'est pas exécuté, il doit faire connaître immédiatement les motifs du retard, et, si ces motifs sont tirés de l'état de santé de l'élève, il doit joindre à sa lettre un certificat du Médecin.

Retard de renvoi.

Article 68.

En cas d'inobservation de ces prescriptions, les frais du voyage de l'enfant, si l'Administration croyait devoir le faire revenir extraordinairement, seraient supportés par l'Agent de surveillance.

Responsabilité de l'Agent.

Article 69.

Lorsque l'Agent de surveillance rencontre des difficultés, de la part des nourriciers, pour la remise d'un élève, il doit solliciter le concours officieux des autorités locales, et, si ses démarches sont infructueuses, en référer à l'Administration. Dans ce cas, les nourriciers perdent leur droit à la pension de l'élève, à partir du jour où ils devaient le ramener, ainsi qu'aux autres sommes qui pouvaient leur être dues.

Mesures à prendre quand les nourriciers refusent de rendre les enfants.

Article 70.

Les enfants rappelés à l'Hospice sont inscrits sur la feuille de route du convoi dont ils font partie, et l'Agent de surveillance doit renvoyer par le même convoi, leurs livrets et leurs effets, ainsi que les lettres de rappel.

Il doit faire attacher aux vêtements un bulletin indiquant les noms et les numéros matricules de ces élèves.

Inscription sur la feuille de route, des enfants ramenés à l'Hospice.

Évasion des élèves.

Article 71.

En cas d'évasion d'un élève, l'Agent de surveillance doit faire tous ses efforts pour le réintégrer sous la surveillance de l'Administration.

Si l'élève ramené est hors pension, il sera fait sur ses gages ou sur ses économies une retenue équivalente aux frais occasionnés par sa réintégration.

Mesures à prendre en cas d'évasion.

Procès-verbal d'évasion.   L'évasion doit être constatée, dans le plus bref délai, par un procès-verbal dressé par le Maire de la commune, sur l'avis que le nourricier ou le patron doit lui faire parvenir dans les vingt-quatre heures. Ce procès-verbal est fait en trois expéditions, dont une pour le Parquet, une pour le Commandant de la gendarmerie, et la troisième pour l'Administration.

Article 72.

Renvoi des livrets et des effets des enfants évadés.   Les livrets et les effets des enfants évadés doivent être renvoyés à l'Administration, lorsque les recherches ont été infructueuses.

Élèves repris sur les lieux par les parents.

Article 73.

Remises d'enfants sur lieux.   L'Administration autorise quelquefois les parents à aller reprendre leurs enfants dans les circonscriptions où ils sont placés.

Dans ce cas, la personne qui réclame l'enfant se présente, avec une lettre de l'Administration, à l'Agent de surveillance, qui doit faire toutes les diligences nécessaires pour que la remise soit effectuée sans délai. Il retire un récépissé constatant cette remise ; ce récépissé doit être donné par acte sous seing privé, si le réclamant sait écrire, et par acte notarié, s'il est illettré ; il doit être immédiatement adressé à l'Administration.

Article 74.

Envoi à l'Hospice des livrets et des effets des enfants rendus sur lieux.   Les colliers et les livrets des enfants ainsi rendus sont renvoyés à l'Hospice, ainsi que leurs effets, à l'exception de ceux qui sont indispensables pour le voyage.

Élèves décédés.

Article 75.

Constatation des causes du décès et inscription sur le livret. — Déclaration à l'état civil.   Lorsqu'un élève est décédé, le Médecin, sous la surveillance duquel il était placé, fait, au livret, un rapport sur les causes apparentes de la mort. Il veille à ce que le décès soit constaté, à l'état civil, par un acte dressé en la forme ordinaire, il fait ensuite inscrire au livret, à la page à ce destinée, un certificat de décès qui est signé par le Maire.

Extrait de l'acte de décès à envoyer à l'Administration.   L'Agent de surveillance, de son côté, adresse à l'Administration un extrait, sur papier libre, de l'acte de décès.

Article 76.

Les frais d'inhumation alloués aux nourriciers sont :
Pour les enfants au-dessous de 3 ans, 4 francs.
—   de 3 ans à 6 ans, 5 —
—   de 6 ans à 12 ans, 6 —

Frais d'inhumation.

Article 77.

Les nourriciers sont autorisés à prendre, dans les effets de l'enfant décédé, ceux qui sont nécessaires à son ensevelissement, en se renfermant dans les limites indiquées au livret.

Effets à employer pour l'Ensevelissement.

Recrutement.

Article 78.

Aux termes de la loi du 27 juillet 1849, sur le recrutement de l'armée, les jeunes gens, enfants assistés ou autres, placés sous la tutelle des Commissions administratives des Hospices, doivent être inscrits sur les tableaux de recensement de la commune où ils résident au moment de leur inscription.

Inscription sur les tableaux de recensement des élèves appelés à concourir au tirage.

Article 79.

L'Agent de surveillance doit, en conséquence, au mois de décembre de chaque année, adresser aux maires des communes la liste des élèves en âge de concourir au tirage, et s'assurer ensuite par lui-même de l'inscription sur le tableau de recensement de tous les jeunes gens portés sur les contrôles, afin de leur éviter les inconvénients graves qui résulteraient pour eux de l'omission de leur nom sur les listes où ils doivent figurer.

Avis aux Maires.

Article 80.

Lorsque les opérations du tirage sont terminés, et que la décision du conseil de révision à l'égard de chaque élève est connue, l'Agent de surveillance doit adresser à l'Administration un état, par ordre alphabétique, des jeunes gens qui ont concouru au tirage, en indiquant, en regard de leur nom, la commune où ils sont placés, le numéro qu'ils ont tiré, et, lorsqu'ils auront été exemptés du service militaire, le motif de l'exemption.

Envoi d'un État faisant connaître les résultats du tirage.

Dans cet état, la colonne des numéros doit être divisée en deux sections : la première, pour les élèves qui sont compris dans le contingent, la seconde pour ceux qui sont libérés du service.

Mariage des élèves.

Article 81.

<small>Mariage des élèves mineurs.</small>

Les élèves qui n'ont pas vingt et un ans accomplis sont, comme mineurs, sous la tutelle du Directeur de l'Administration générale de l'Assistance publique ; ils ne peuvent, par conséquent, se marier sans son consentement ; ils doivent, pour l'obtenir, produire à l'appui de leur demande :

1° Un certificat du Maire de la commune où ils résident, constatant qu'ils sont de bonnes vie et mœurs ;

2° Un certificat du Maire de la commune qu'habite la personne qu'ils doivent épouser, indiquant ses nom et prénoms, son âge et sa profession, ainsi que son état de fortune, et attestant sa moralité.

Article 82.

<small>Service militaire.</small>

Le futur époux doit, en outre, justifier qu'il a satisfait à la loi du recrutement, ou faire connaître les motifs qui ne lui permettraient pas d'attendre sa libération du service militaire.

Article 83.

<small>Projet de contrat.</small>

Dans le cas où les élèves auraient l'intention de régler, par un contrat, les conditions civiles de leur mariage, le projet de ce contrat, sur papier libre et non signé, sera envoyé par l'Agent de surveillance à l'Administration, afin qu'elle puisse l'examiner.

Article 84.

<small>Mariage des élèves majeurs.</small>

Les élèves qui ont atteint l'âge de vingt et un ans sont dispensés, d'après l'article 160 du Code civil, de se pourvoir du consentement de l'Administration, et, si leurs parents sont inconnus, on supplée à leur consentement par la déclaration indiquée en l'avis du conseil d'État du 14 thermidor an XIII, portant :

« Si les père, mère, aïeuls ou aïeules, dont le consentement ou conseil est
« requis, sont décédés, et si l'on est dans l'impossibilité de produire l'acte de leur
« décès ou la preuve de leur absence, faute de connaître leur dernier domicile,
« il peut être procédé à la célébration du mariage des majeurs, sur la déclaration

« à serment que le lieu du décès et celui du dernier domicile de leurs ascendants
« leur sont inconnus.

« Cette déclaration doit être certifiée, aussi par serment, des quatre témoins de
« l'acte de mariage, lesquels affirment que, quoiqu'ils connaissent les époux futurs,
« ils ignorent le lieu du décès de leurs ascendants et leur dernier domicile. Les
« officiers de l'état civil doivent faire mention, dans l'acte de mariage, desdites
« déclarations. »

Article 85.

Bien que les élèves majeurs soient affranchis de l'obligation d'obtenir le consentement de l'Administration pour se marier, l'Agent de surveillance n'en doit pas moins, lorsque ces élèves s'adressent à lui pour se procurer leur certificat d'origine, leur demander des renseignements sur la personne qu'ils se proposent d'épouser, et, si le mariage projeté ne lui paraît pas convenable, il doit leur faire les représentations qu'il juge nécessaires, et leur donner les conseils qu'un père éclairé donnerait à ses enfants. *Conseils à donner aux élèves majeurs qui annoncent l'intention de se marier.*

Remplacement des livrets.

Article 86.

Lorsqu'un livret est détérioré ou perdu, l'Agent de surveillance peut en demander un duplicata ; mais sa demande doit toujours être appuyée d'un procès-verbal ou d'un certificat de l'autorité locale constatant la cause de la détérioration ou de la perte de l'ancien livret. *Demande de duplicata de livrets de placement.*

Retrait des enfants.

Article 87.

Les demandes en retrait d'enfants devront être adressées au Directeur de l'Administration de l'Assistance publique. *Retraits d'enfants.*

Les demandes formées par le père ou la mère seront appuyées du bulletin de naissance de l'enfant, et d'un certificat d'un Maire ou d'un Commissaire de police constatant que la personne qui sollicite la remise est de bonnes vie et mœurs et qu'elle a des ressources suffisantes pour élever convenablement l'enfant qu'elle réclame.

Si l'enfant est naturel, il devra être reconnu conformément à l'article 334 du Code civil.

Une somme de 60 francs sera accordée aux femmes qui légitimeront leurs enfants au moment du retrait.

— 26 —

Les demandes en retrait définitif, formées par des personnes autres que le père ou la mère, devront être appuyées des actes de décès des auteurs de l'enfant.

Article 88.

Remises d'élèves à titre de placement.

Les enfants pourront être confiés, à titre de placement, aux personnes qui en feront la demande, en justifiant de leur moralité et de leurs moyens d'existence.

Acte du placement sera dressé par le notaire de l'Administration.

Quand les demandeurs savent signer, l'acte notarié est remplacé par un acte sous seing privé, fait double entre le Directeur de l'Administration et les demandeurs.

Renseignements sur les enfants.

Article 89.

Nouvelles des Élèves.

Il pourra être donné des nouvelles des enfants aux parents qui en feront la demande à l'Administration.

Ces nouvelles se borneront à l'indication pure et simple de l'existence ou du décès et de l'état de santé de l'enfant ; elles seront renouvelées tous les trois mois, si la demande en est faite.

Il pourra également être donné des nouvelles des enfants aux personnes étrangères qui justifieraient qu'elles ont un intérêt légitime à savoir si un enfant est existant, et s'il est en santé ou malade. Ces nouvelles seront données gratuitement dans les bureaux de l'Assistance publique.

Article 90.

Enfants secourus.

Les Enfants Secourus sont soumis au même régime administratif que les Enfants Assistés.

Proposé par l'Inspection départementale.
Paris, le 1er Décembre 1876.

Pour l'Inspection :

L'Inspecteur principal :
MERCIER.

Vu par le Directeur de l'Assistance publique.
Paris, le 4 Décembre 1876.

DE-NERVAUX.

Approuvé :
Paris, le 5 Décembre 1876.
Le Préfet de la Seine :
FERDINAND DUVAL.

PARIS. — Impr. de PAUL DUPONT, rue Jean-Jacques-Rousseau, 41.